CROCKPOT KOCHBUCH

FÜR SENIOREN

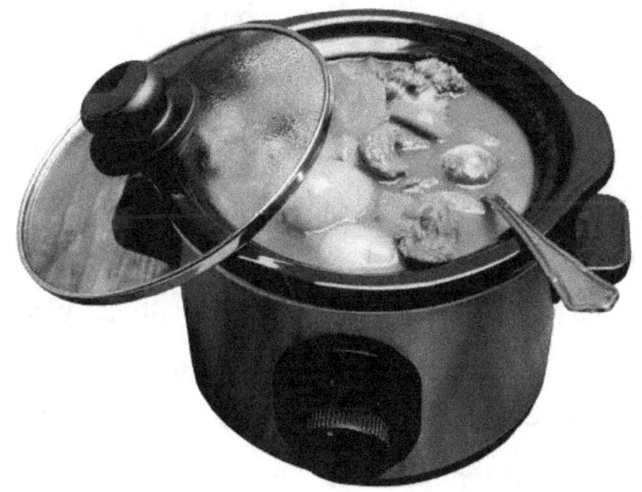

Slow Cooking Ultimativer Freundlicher Leitfaden Für Goldene Jahre

Dr. Givens Bestman

VERZICHTSERKLÄRUNG

Urheberrecht Dr. Givens © Bestman 2024. Alle Rechte vorbehalten.

CROCKPOT EINFACHES ESSEN

TABLE OF CONTENTS

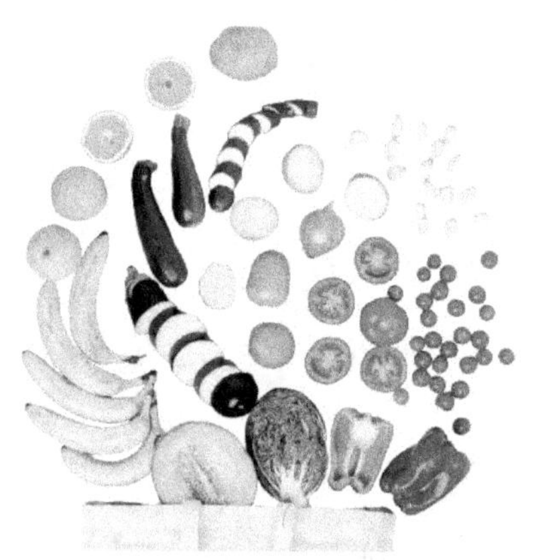

EINLEITUNG

Als das größte Verlangen nach einer erfüllenden, notwendigen Mahlzeit unerreichbar schien, im Herzen zweifelhafter Kulinarischkeit, die 70 erreichte, gefangen in Fäden unzähliger Kochbücher mit dem Versprechen, eine Wurzel für Mr. Lawsons Diätbedürfnisse zu liefern.

Das gründliche Surfen durch Online-Rezepte, die sich als fruchtlos erwiesen, um die unberechenbaren Bedürfnisse des Dienstalters zu erfüllen, erstaunliche und nachhaltige Ernährung zu teilen, wurde zu einem Vorsatz einer hingebungsvollen Schwiegertochter, Sarah, an Mr. Lawsons Existenz, die Suche nach den idealen Zutaten für Mahlzeiten, die zu seinem Geschmack und seinem biologisch erforderlichen Prozess passen, machte das Einkaufen zu einer schrecklichen Aufgabe.

Während sie daran arbeitete, ihn mit nahrhaftem und köstlichem Essen zu versorgen, war die Umgebung von Zweifeln erfüllt. Als ich Sarah zufällig auf einem belebten Platz begegnete, lächelte ihr das Leben zu. Gerade als sie in dieses kulinarische Problem verwickelt war, starrte sie mit Misstrauen und Erschöpfung vor sich hin, weil sie zuvor vergeblich versucht hatte, nicht das richtige Diätbuch für Mr. Lawson zu finden.

Sie gab der Art der gestellten Fragen fast nach und enthüllte die Kämpfe eines Mannes, der mit der Einschränkung des Alters konfrontiert ist, sowie das Scheitern der totalen Ernährungsbemühungen.

Das Crockpot Cookbook for Seniors: Easy Eats for the Golden Years ist der Fahrplan zur Transformation, und ich habe Sarah mit einem Hauch von Ehrgeiz durch ihn geführt. Freude errötete am ganzen Körper, als sie diese unschätzbare Anweisung öffnete.

Die Geschichte der Entdeckung einer einfachen Kochstrategie für ein gesundes Leben im Alter; Der Reiseführer enthält Gerichte, die wirklich gelungen sind. Mr. Lawson lieferte einen donnernden Bericht über das Streben nach einem glücklichen und sinnvollen Leben.

Mr. Lawson's Kitchen war gefüllt mit dem Geschmack sorgfältig zubereiteter, einfacher Gerichte, etwas, worüber man reden konnte, etwas Unvergessliches, etwas, das im Wesentlichen unvergesslich war.

Noch wichtiger ist, dass dieser Leitfaden als Katalysator diente, um ihn schnell zu verändern. Mr. Lawson entdeckte ein neues Gefühl der Erfüllung und innere Freude an der Begegnung mit jedem Bissen.

Mr. Lawson entdeckte im "Crockpot Cookbook for Seniors" mehr als nur einen Ratgeber, er fand einen Weggefährten auf seinem Weg zu einem besseren, erfüllteren Leben.

Mr. Lawsons Erzählung, die durch die Linse dieses kulinarischen Erlebnisses erzählt wird, veranschaulicht das transformative Potenzial, die Freude am richtigen Essen anzunehmen, um im Alter gesund zu bleiben.

Vorteile einfacher und vollwertiger Mahlzeiten

Vollwertige Mahlzeiten sind solche, die Ihren Körper mit Nährstoffen versorgen und Ihnen helfen, gesund zu bleiben. Bio-Obst und -Gemüse liefern zum Beispiel wesentlich mehr Nährstoffe als Schokoladenkekse und -chips.

Einfach ausgedrückt bedeutet eine gesunde Mahlzeit, so viel biologische, vollwertige und pflanzliche Küche wie möglich zu konsumieren und gleichzeitig Mahlzeiten zu wählen, die die Umwelt am wenigsten belasten. Wie das Sprichwort sagt, ist gutes Essen nie Zeitverschwendung.

1. Einfach gesagt, das ist die Lösung. Eine ausgewogene Ernährung, die reich an vollwertigen Lebensmitteln ist, kann helfen, Mangelernährung in all ihren Erscheinungsformen zu vermeiden.

2. Eine gesunde Ernährung mit weniger verarbeiteten Lebensmitteln kann das Risiko von Herzerkrankungen, Krebs und Typ-2-Diabetes verringern.

3. Der Verzehr nahrhafter Mahlzeiten bietet den Vorteil einer Vielzahl von Nährstoffen, die miteinander interagieren.

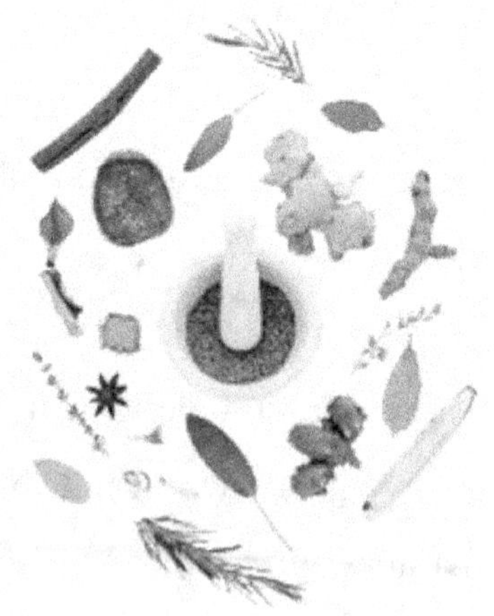

KAPITEL 1

Die Wahl des richtigen Topfes für Senioren

Slow Cooking ist eine bewährte und zuverlässige Art des "freihändigen" Kochens, die ideal ist, um eine große Gruppe von Menschen zu ernähren, Mahlzeiten für den Abend zuzubereiten, sich um Gäste während der Feiertage zu kümmern und alles dazwischen! Egal, ob Sie auf der Suche nach Vorspeisen, Dips, Hauptgerichten, Suppen oder Beilagen sind. Senioren mit Mobilitätseinschränkungen sollten sich für einen Herd entscheiden, der nicht zu groß und einfach zu bedienen ist. Eine große Schüssel kann schwer sein oder passt nicht in ein winziges Waschbecken. Es sollte klare Anweisungen und große, gut beschriftete Bedienelemente an der Vorderseite haben, die einfach zu bedienen sind.

Was sind die verschiedenen Arten von Crock Pots?

• Der programmierbare 8-Liter-Schmortopf: ist ideal zum Kochen von größerem Fleisch wie Schweinerippchen oder Hähnchenschenkeln sowie von Suppen und Chilis.

• Der ovale manuelle 7-Quart-Kochtopf: ist ideal für Familienrezepte und die Bedienung einer kleinen Party.

• Der manuelle 3,5-Liter-Topf: ist ideal für die Zubereitung von Beilagen wie grünen Bohnen und Dips.

• Ein 1,5-Liter-Dreifach-Buffet-Crockpot: ist ideal zum Servieren warmer Dips für eine große Gruppe. Es ermöglicht viele Dips, die zum Genuss aller zubereitet und warm gehalten werden können.

Unverzichtbare Werkzeuge

Die Einbeziehung von Küchengeräten, die speziell für Senioren entwickelt wurden, kann ihr Kocherlebnis erheblich verbessern und es sicherer, bequemer und unterhaltsamer machen. Diese Werkzeuge, die von ergonomischen Utensilien bis hin zu automatisierten Dosenöffnern, leicht ablesbaren digitalen Waagen und sicheren Induktionskochfeldern reichen, wurden speziell entwickelt, um die kulinarischen Probleme von Senioren zu lösen.

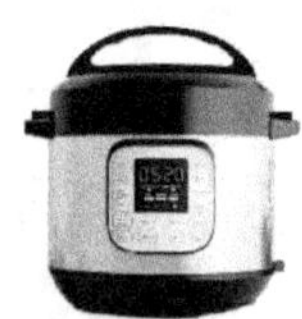

KAPITEL 2

Frühstücks-Köstlichkeiten

Overnight Oats und Fruit Medley

Bestandteil

- Haferflocken: 1/2 Tasse
- Milch: 1/2 Tasse (welche Milch auch immer Sie mögen)
- Chiasamen (optional): ein Esslöffel
- Joghurt (optional): 1/4 Tasse (Milch nach Wahl)
- Vanilleextrakt (optional): ein Teelöffel
- Süßungsmittel (optional): 1 Esslöffel (entweder Honig oder Ahornsirup)

Frucht-Medley

- 1 Dose (20 Unzen) Ananasstücke, untrainiert
- 1 Dose (11 Unzen) abgetropfte Mandarinen oder 2 mittelgroße Nabelorangen, geschält und gewürfelt
- 1 riesiger roter Apfel, in Würfel geschnitten
- 1 Tasse in Scheiben geschnittene frische Erdbeeren
- 1 Tasse halbierte, kernlose rote Trauben
- 3 Kiwis, geschält und in Scheiben geschnitten
- 1 Tasse frische oder gefrorene Beeren nach Wahl (Heidelbeeren, Himbeeren und Brombeeren)

> ➢ 1 Tasse frische oder entsteinte dunkle Kirschen aus der Dose
>
> ➢ 2 mittelfeste Bananen, in Scheiben geschnitten

Richtung

> ➢ In einer großen Schüssel die ersten sechs Zutaten vermischen; Zugedeckt über Nacht kalt stellen.
>
> ➢ Kurz vor dem Servieren die Blaubeeren, Kirschen und Bananen vorsichtig untermischen.

Herzhaftes Quinoa-Porridge

Zutaten

> ➢ 1 Tasse dreifarbiger oder weißer Quinoa, gewaschen und abgetropft
>
> ➢ 1,69 Tassen (400 ml) ungesüßte Kokos- oder Mandelmilch
>
> ➢ 1/4 Tasse Wasser.
>
> ➢ 2 Esslöffel Ahornsirup oder Honig.
>
> ➢ 1/4 Teelöffel gemahlener Zimt
>
> ➢ 1/4 Teelöffel Salz, 1 Teelöffel Vanilleextrakt (optional)

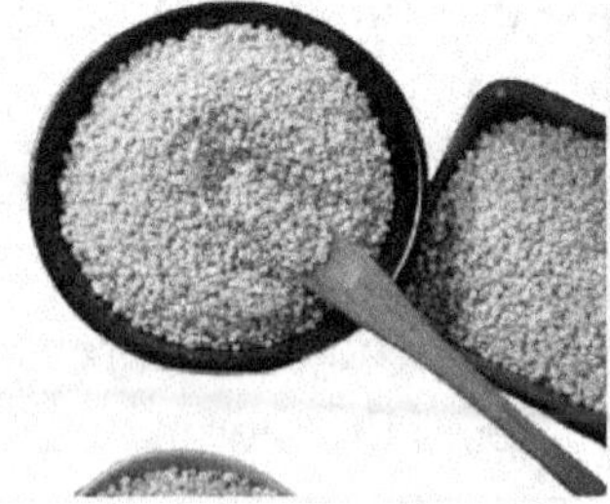

Für Toppings:

- 1 Tasse Quinoa Crunch oder dein bevorzugtes Müsli
- 1 Tasse frisches Obst. Ich habe Aprikosen, Blaubeeren und Granatapfelkerne verwendet.
- 1/2 Tasse ungesüßte Kokosflocken.
- 8-10 Blätter frische Minze. Optional: Mit Ahornsirup abschließen.

Richtung

- Einen Crockpot bei mittlerer Hitze erhitzen und den Quinoa hinzufügen. Mit Zimt würzen und 5 Minuten rösten, dabei regelmäßig umrühren.
- Mandelmilch, Wasser und Vanille dazugeben, dann den Ahornsirup oder Honig und Salz unterrühren. Zum Kochen bringen.
- Bei schwacher Hitze kochen, bis der Brei eindickt und die Körner weich sind.
- Wenn die Flüssigkeit vor dem Ende der Garzeit eingetrocknet ist, fügen Sie zusätzliches Wasser hinzu.
- Gelegentlich umrühren, vor allem gegen Ende, um ein Anbrennen zu vermeiden.
- Nach dem Servieren den Quinoa in vier Frühstücksgerichte aufteilen.

➢ Mit Quinoa-Crunch, frischem Obst, Kokosflocken und frischer Minze verfeinern. Mit Ahornsirup als Beilage servieren.

Rise-and-Shine-Frittata

Zutaten

➢ Sechs große Eier

➢ 1/4 Tasse Milch

➢ 1/2 Teelöffel Salz

➢ 1/4 Teelöffel Pfeffer

➢ 2 Esslöffel Frittieröl

➢ 1 gelbe Zwiebel

➢ 2 Tassen frischer Spinat (ca. 4 Unzen)

➢ 1 Pint Traubentomaten

➢ 1/4 Tasse zerbröckelter Feta

Richtung

➢ Den Topf vorheizen. Eier, Milch, Pfeffer und Salz in einer großen Schüssel vermischen.

➢ Die Eier beiseite stellen.

➢ Die gelbe Zwiebel würfeln. Das Speiseöl und die Zwiebel dazugeben und anbraten, bis sie weich und transparent sind.

➢ In der Zwischenzeit den Spinat grob hacken und die Tomaten halbieren.

➢ Spinat, Tomaten und Zwiebeln in der Pfanne verrühren.

➢ Bevor der Spinat anfängt zu kochen oder zu welken, die Eimasse dazugeben. Mit zerbröckeltem Feta belegen.

➢ Die Frittata bei mittlerer Hitze kochen lassen, bis die Eier an den Rändern fest sind (ca. 6 Minuten).

➢ Die Frittata in den Topf geben und ca. 30-45 Minuten backen, bis die Eier in der Mitte fest sind. Die Frittata aus dem Ofen nehmen und 5 Minuten abkühlen lassen, bevor sie in Scheiben geschnitten und serviert wird.

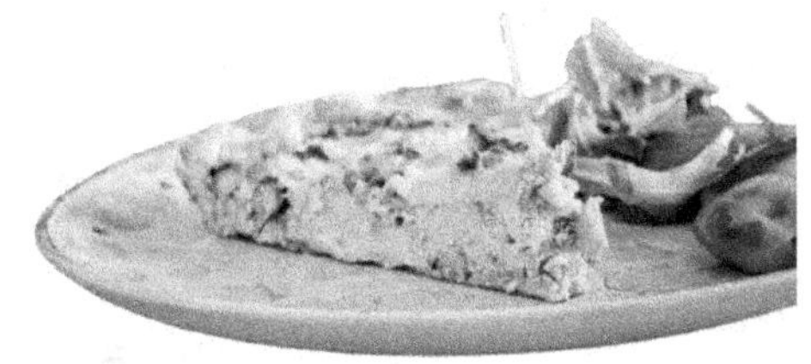

KAPITEL 3

Favoriten zur Mittagszeit

Beruhigende Hühner- und Gemüsesuppe

Zutaten

- 2 Esslöffel Olivenöl
- 1 fein gewürfelte Zwiebel
- 2 geschälte und halbierte Karotten
- 2 dünn geschnittene Selleriestangen
- 2 minced garlic cloves
- 1 1/2 Pfund gekochtes Hühnchen (zerkleinert oder gewürfelt)
- Salz und Pfeffer nach Geschmack
- 2 Roma-Tomaten hacken
- 1 1/2 TL getrockneter Thymian
- 8 Tassen Wasser
- 2 Teelöffel Zitronensaft.

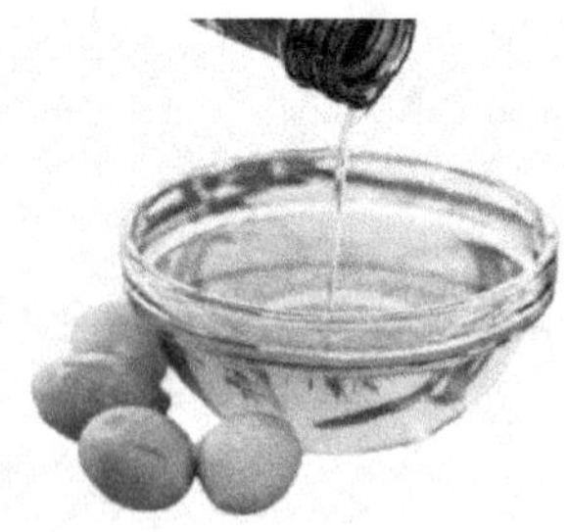

Richtung

- Olivenöl in einen großen Topf geben und bei mittlerer Hitze köcheln lassen.
- Zwiebeln, Karotten, Sellerie, Knoblauch, Salz und Pfeffer vermischen. Unter gelegentlichem Rühren ca. 10 Minuten kochen, bis das Gemüse leicht weich ist.
- Den Knoblauch dazugeben und weitere 2 Minuten köcheln lassen, bis er duftet.
- Das Gemüse an den Rand des Topfes geben, dann das Hähnchen in die Mitte legen und mit Salz, Pfeffer und Thymian würzen.
- Das Hähnchen 10 Minuten ohne Rühren kochen, dann umdrehen und das Wasser hinzufügen.
- Die Mischung zum Kochen bringen, dann auf mittlere bis niedrige Hitze reduzieren und zugedeckt etwa 1 Stunde köcheln lassen, bis das Hähnchen vollständig gar ist.
- Das Hähnchen auf ein Schneidebrett legen und in kleine Stücke schneiden. Das Hähnchen zusammen mit den Tomaten und den grünen Bohnen wieder in die Brühe geben.
- Die Suppe unbedeckt bei mittlerer Hitze 1 Stunde und 20 Minuten kochen
- . Vom Herd nehmen und die Zitrone hineinpressen.

Langsam gegarter Truthahn-Wrap mit Cranberry-Glasur Zutaten

- 2 EL zuckerreduzierte getrocknete Cranberries, gehackt
- 2 Esslöffel aufgeschlagener Frischkäse.
- Eine große Vollkorn-, Low-Carb- oder Spinat-Tortilla.
- Zehn frische Spinatblätter.
- 2-3 Scheiben natriumarmes oder salzfreies Putenfleisch.

Richtung

- In einer kleinen Schüssel gehackte getrocknete Cranberries und Frischkäse vermengen.
- Die Cranberry-Frischkäsemischung gleichmäßig auf der Tortilla verteilen.
- Den Frischkäse mit Blattspinat und Putenscheiben belegen.
- Um den Inhalt zu sichern, die Tortilla von unten aufrollen. Wenn Sie möchten, schneiden Sie die Tortilla vor dem Servieren in zwei Hälften.

Klassischer Rindfleischeintopf mit Wurzelgemüse

Zutaten

- 3 Esslöffel Olivenöl.
- 1 EL Butter.
- 2 Pfund Eintopffleisch vom Rind.
- Grüne Bohnen (frisch oder gefroren).
- 3 Knoblauchzehen, gehackt
- 1 mittelgroße gelbe Zwiebel, gehackt
- 4 Tassen Rinderbrühe und 3 Tassen Rinderbrühe, nach Bedarf aufgeteilt.
- 1 Esslöffel Worcestershire-Sauce.
- 2–3 Esslöffel Tomatenmark oder gehackte Tomaten.
- 1 1/2 Esslöffel Zucker.
- 1/2 Teelöffel Paprikapulver.
- 1/2 Teelöffel feines Meersalz oder koscheres Salz.
- Frisch gemahlener schwarzer Pfeffer.
- 1 Teelöffel getrockneter oder frischer Thymian.
- 1 Teelöffel getrockneter oder frischer Rosmarin
- 2 Karotten, grob geschnitten
- 2Pastinaken, in grobe Scheiben geschnitten
- Eine winzige Rübe, grob geschnitten
- 2 Esslöffel Allzweckmehl oder Speisestärke (optional zum Eindicken)
- Gehackte frische Petersilie zum Garnieren.

- Zu den Wurzelgemüsen gehören Kartoffeln (gelb, rot oder rostrot sind ideal), Pastinaken und Karotten.

Weitere Alternativen sind Rüben, Süßkartoffeln und Winterkürbisse.

Richtung

- Die Fleischstücke in einer Pfanne anbraten. Dies hilft, die köstlichen Geschmäcker zu versiegeln.

- In einem Topf Fleisch, Zwiebeln, Kartoffeln, Pastinaken, Karotten, Knoblauch, gehackte Tomaten, Brühe, Thymian, Rüben und Rosmarin vermischen.

- Unter Rühren 8 Stunden auf niedriger Stufe oder 4 Stunden auf höchster Stufe kochen. Die grünen Bohnen am Ende der Garzeit unterrühren, damit sie nicht zu weich werden.

- Mit Salz und Pfeffer abschmecken.

- Den Eintopf eindicken. Die Maisstärkemischung mit dem Schneebesen in den Eintopf im Crockpot rühren. Zugedeckt weitere 15-20 Minuten kochen lassen.

- Gehackte frische Petersilie zum Garnieren und Servieren.

KAPITEL 4

Einfachheit des Abendessens

Zitronen-Kräuter-Lachs mit gedämpftem Gemüse

Zutaten

- ❖ 2 Pfund Lachs
- ❖ 2 Esslöffel Honig.
- ❖ 1/2 Tasse Olivenöl.
- ❖ 2 EL frisches Basilikum, gehackt
- ❖ 2 Esslöffel gehackter frischer Rosmarin
- ❖ 2 Esslöffel gehackte frische Petersilie
- ❖ 4 Esslöffel frisch gepresster Zitronensaft
- ❖ 2 EL Zitronenschale, frisch gerieben
- ❖ 3 Knoblauchzehen, zerdrückt
- ❖ 1 Teelöffel Salz
- ❖ 1 Teelöffel schwarzer Pfeffer

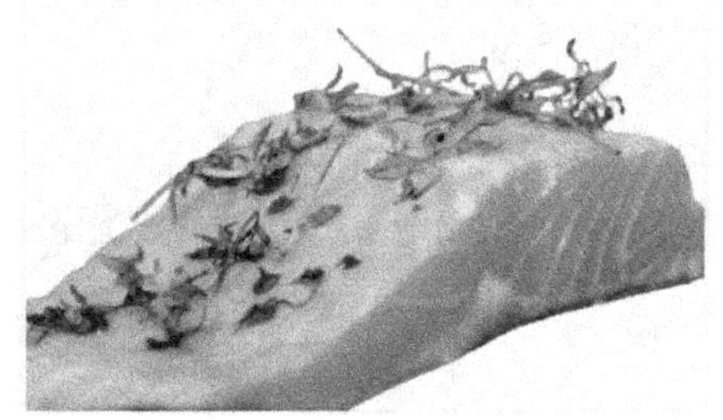

Richtung

- ❖ Lege den Boden deines Slow Cookers mit Backpapier aus und lege den Lachs darauf.
- ❖ Das Olivenöl in eine kleine Rührschüssel geben und dann Basilikum, Rosmarin, Petersilie, Knoblauchzehen, Zitronenschale und Knoblauch hinzufügen.
- ❖ Den Boden des Topfes mit der Mischung bedecken.
- ❖ Die Lachsfilets auf dem Gemüse anrichten und mit Salz und Pfeffer würzen.
- ❖ Honig und Zitronensaft verrühren.
- ❖ Gießen Sie die Mischung über den Fisch und das Gemüse.
- ❖ Servieren und genießen.

Zarter Schmorbraten mit Knoblauch-Kartoffelpüree

Zutaten

- ❖ 1 Kopf Knoblauch
- ❖ 1 Esslöffel Olivenöl
- ❖ 5 Pfund geviertelte und geschälte Yukon-Gold-Kartoffeln
- ❖ 2 Tassen Sahne

- ❖ 2 Tassen Milch (fettfrei oder voll)

- ❖ 2 Salbeiblattbüschel (Kräuter)

- ❖ 5 Zweige Thymian

- ❖ 4 Unzen Frischkäse

- ❖ 6 Esslöffel ungesalzene Butter

- ❖ 1/2 Teelöffel Salz

Richtung

- ❖ Mit gemahlenem schwarzem Pfeffer abschmecken.

- ❖ Die Kartoffeln schälen und vierteln, dabei besonders große Kartoffeln in sechs Teile teilen.

- ❖ Den Knoblauch mit Olivenöl beträufeln und anrösten, bis er weich ist.

- ❖ Die gewürfelten Kartoffeln, den gerösteten Knoblauch, die Kräuter, die Sahne und die Milch hinzufügen.

- ❖ Die Zehen aus der Papierhülle drücken und in den Topf geben.

- ❖ Den Deckel schließen und 5 Stunden auf höchster Stufe köcheln lassen, bis eine Gabel leicht in die Kartoffeln eingeführt werden kann.

- ❖ Die Kartoffeln pürieren. Entferne die Kräuter und entsorge sie. Die Kartoffeln abseihen, die Sahne und die Milch auffangen und aufbewahren. Verwerfen.
- ❖ Die Kartoffeln wieder in den leeren Topf geben (den Herd ausschalten).
- ❖ Sahne, Käse und Butter verrühren. Geben Sie mindestens eine Tasse der konservierten Milch oder Sahne zurück zu den Kartoffeln und mischen Sie sie gründlich. Füge nach Belieben zusätzliche Milch oder Sahne hinzu.
- ❖ Mit Salz und Pfeffer abschmecken.
- ❖ Sofort servieren: Die Kartoffeln in eine Servierplatte geben und servieren.
- ❖ Für den Einstieg: Stellen Sie den Slow Cooker bis zum Servieren warm ein. Gelegentlich und kurz vor dem Servieren umrühren.

Vegetarisches Linsen-Curry
Zutaten
- ❖ 2 Esslöffel Olivenöl
- ❖ 1 braune Zwiebel, grob gehackt
- ❖ 4 Knoblauchzehen, zerdrückt
- ❖ 2 1/2 Teelöffel mildes Currypulver

- ❖ 305g (1 1/2 Tassen). Braune Linsen gut gewaschen und abgetropft
- ❖ 1 Teelöffel Kurkuma
- ❖ 1 Liter (4 Tassen)
- ❖ Massel pflanzliche Flüssigbrühe
- ❖ 1 Dose Tomatenmark (14,5 Unzen)
- ❖ 1 große Karotte geschält und in 2 cm große Stücke geschnitten
- ❖ 1 große rote Paprika, entkernt und in 2 cm große Stücke geschnitten
- ❖ 1 lange, frische rote Chilischote fein geschnitten
- ❖ 270 ml Dose Kokosmilch
- ❖ 200g grüne Bohnen geschnitten und in 4cm große Stücke geschnitten
- ❖ Gedämpfter Basmatireis zum Servieren
- ❖ Frische Korianderblätter zum Garnieren

Richtung

- ❖ Öl in einem Topf bei starker Hitze erhitzen. Unter Rühren 5 Minuten kochen lassen, bis die Zwiebel weich ist. Currypulver und Kurkuma unterrühren und simmer for 2 minute, or until fragrant. Stir in the lentils until evenly covered.
- ❖ Brühe, Tomaten, Karotten, Paprika und die Hälfte der Chilischote vermischen. Zugedeckt auf hoher Stufe 3 Stunden (oder 6 Stunden auf niedriger Stufe) köcheln lassen, bis Linsen und Gemüse weich sind.

- ❖ Kokosmilch und Bohnen verrühren. Gut umrühren. Weitere 15 Minuten auf höchster Stufe (oder 30

Minuten auf niedriger Stufe) kochen, bis die Bohnen weich sind. Jahreszeit. Mit Reis, Korianderblättern und Chiliresten servieren.

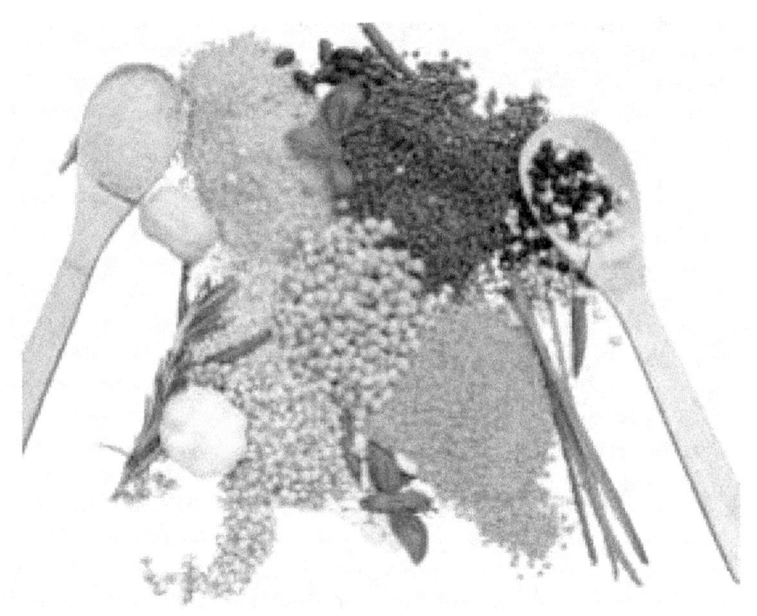

KAPITEL 5

Beilagen und Beilagen

Einfacher Pilaw mit braunem Reis

Zutaten

- 1 Tasse brauner Reis
- 1 Tasse gemischtes Gemüse (Karotten, Erbsen und Paprika)
- 2 Tassen Gemüse- oder Hühnerbrühe
- 2 EL Butter 1 TL Salz
- 1/2 Teelöffel schwarzer Pfeffer
- 1/2 Teelöffel Knoblauchpulver
- 1/2 Teelöffel Zwiebelpulver

Richtung

- In einem Topf Brühe und Gewürze vermischen. Reis und Gemüse in Butter anbraten, bevor man sie hinzufügt.
- Den Topf abdecken und bei schwacher Hitze 2-3 Stunden köcheln lassen, bis der Reis gar ist.
- Reis vor dem Servieren mit einer Gabel auflockern.

Knoblauchbutter grüne Bohnen

Zutaten

- Frische grüne Bohnen
- Ungesalzene Butter

- Gehackte frische Knoblauchzehen
- Koscheres Salz
- Schwarzer gemahlener Pfeffer
- Nach Belieben Zitronenschale verwenden

Richtung

- Salzwasser zum Kochen bringen: In einem großen Topf 2 Teelöffel Salz und 3 Liter Wasser vermischen. Das Wasser bei mittlerer Hitze zum Kochen bringen.

- Bereiten Sie ein Eisbad vor: Füllen Sie eine große Schale mit Eis und Wasser. Als nächstes legst du ein Blech mit Küchenpapier (oder einem sauberen Küchentuch) aus und stellst es beiseite.

- Die grünen Bohnen kochen: Die grünen Bohnen in kochendem Wasser 5 Minuten kochen, bis sie knusprig, weich und al dente sind.

- Die grünen Bohnen blanchieren. Verwende einen Schaumlöffel oder ein Spinnensieb, um die grünen Bohnen in das kalte Bad zu geben. 5 Minuten abkühlen lassen, bis sie Raumtemperatur erreicht haben.

- Dann die Schüssel abgießen und die Bohnen auf das vorbereitete Blech legen. Trocknen Sie sie so gründlich wie möglich ab.

- Um den Knoblauch anzuschwitzen, die Butter in einem großen Topf bei mittlerer Hitze schmelzen. Den Knoblauch unter regelmäßigem Rühren 30 Sekunden lang kochen.

- Die grünen Bohnen anschwitzen: Die grünen Bohnen dazugeben und schwenken, bis jeder Stiel gut mit der Buttermischung bedeckt ist. Die grünen Bohnen anbraten, bis sie gar und weich sind (2-3 Minuten), dabei oft wenden.

- Abschmecken und servieren: Nach Belieben die Zitronenschale eine Minute vor dem Garen hinzufügen. Die Bohnen auf einen Teller geben und servieren.

Cremiges Süßkartoffelpüree

Zutaten

- 3 Pfund geschrubbte Süßkartoffeln (5-6 kleine bis mittelgroße)
- 1 1/2 Esslöffel feines Meersalz, dazu genug zum Abschmecken
- 1 Lorbeerblatt, frischer Thymian oder Rosmarinzweig

- 3 Esslöffel gesalzene Butter
- 1/8 Teelöffel gemahlener Zimt (oder mehr nach Geschmack)
- 3 Esslöffel Sauerrahm, Sahne und Milch
- Wasser oder Apfelsaft
- Frisch gemahlenen schwarzen Pfeffer nach Geschmack hinzufügen

Richtung

- Süßkartoffeln schälen und schneiden. Salz und Lorbeerblatt in den Topf geben. Die Butter in Scheiben schneiden und darauf legen.
- Mit Wasser oder Apfelsaft aufgießen. 4 Stunden auf höchster Stufe garen, ohne den Deckel anzuheben, oder bis sich die Kartoffeln leicht mit einer Gabel durchstechen lassen.
- Nach dem Kochen die Süßkartoffeln mit einem Kartoffelstampfer cremig pürieren. Die restlichen Zutaten (Ahornsirup, Sahne, Sauerrahm, Milch und Gewürze) unterrühren, bis eine glatte Masse entsteht.
- Mit extra Butterscheiben und gehackten frischen Kräutern als Garnitur servieren. Genießen

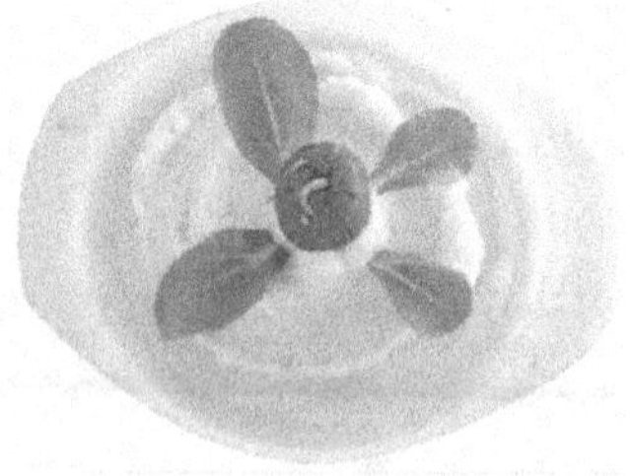

KAPITEL 6

Sweet Endings Desserts für Senioren

Apfel-Zimt-Brot-Pudding

Zutaten

- ✓ 4 Tassen Brot nach Wahl, in 1-Zoll-Stücke geschnitten
- ✓ 3 Äpfel, geschält, entkernt und in Würfel geschnitten
- ✓ 1 Tasse Rosinen
- ✓ 4 große Eier
- ✓ 1 Teelöffel Vanilleessenz
- ✓ 2 Esslöffel gemahlener Zimt
- ✓ 1/4 Teelöffel Salz
- ✓ Verwenden Sie 1/2 Tasse reinen Ahornsirup oder 3/4 Tasse verpackten braunen Zucker
- ✓ 3 Tassen Mandelmilch (oder andere Milch)
- ✓ 1 Teelöffel Muskatnuss

Richtung

- ✓ Besprühen Sie Ihren Crockpot mit Antihaft-Kochspray. Die Äpfel und Brotwürfel in den Topf geben.
- ✓ Die Rosinen und Äpfel zum Brot geben und verrühren, bis sie gleichmäßig verteilt sind.

- ✓ In einer kleinen Schüssel die Eier verquirlen. Vanille, Zimt, Muskatnuss, Salz und Ahornsirup in die verquirlten Eier geben. Die Milch unterrühren.
- ✓ Die Milchmischung auf das Brot gießen. Drücken Sie das Brot mit einem Spatel nach unten, bis es vollständig bedeckt ist.
- ✓ Lassen Sie das Brot 20 Minuten ruhen, bevor Sie den Crockpot einschalten. 8-10 Stunden auf niedriger Stufe oder 3-4 Stunden auf höchster Stufe kochen, bis sich der Pudding entwickelt.

Berry Bliss Schuster

Zutaten

- ✓ 10 Unzen Erdbeeren oder ein Beutel, gefroren
- ✓ 10 Unzen Brombeeren oder ein Beutel, gefroren
- ✓ 10 Unzen Himbeeren oder ein Beutel, gefroren
- ✓ 1 Tasse Zucker (nach Geschmack)
- ✓ 1/4 Zitrone entsaftet
- ✓ 1/2 Tasse Backmischung (z.B. Bisquick)

Topping

- ✓ 2 1/4 Tasse Backmischung (z.B. Bisquick)
- ✓ 1/2 Tasse Zucker, geteilt
- ✓ 4 EL Butter schmelzen und 1/2 Tasse Milch hinzufügen
- ✓ 2 Teelöffel gemahlener Zimt

Richtung

- ✓ In einer großen Rührschüssel die gefrorenen Früchte (kein Auftauen erforderlich), den Zucker und die 1/2 Tasse Backmischung vermischen.

- ✓ Besprühen Sie Ihren Crockpot mit Antihaftspray und legen Sie die Früchte hinein.
- ✓ In einem separaten großen Rührbecken 2 1/4 Tassen Backmischung, 1/4 Tasse Zucker, geschmolzene Butter, Milch und 1/4 Tasse Zitronensaft mit einem Holzlöffel vermischen.
- ✓ Die Teigstücke möglichst gleichmäßig auf die Früchte im Crockpot fallen lassen.
- ✓ In einer kleinen Rührschüssel die restliche 1/4 Tasse Zucker und den gemahlenen Zimt vermischen.
- ✓ Zimtzucker über den Teig streuen und den Crockpot abdecken.
- ✓ Die Leistung auf hohe Stufe stellen und 3 Stunden köcheln lassen, bis der Belag aufgebläht ist und die Früchte blubbern, oder bis sie braun sind.
- ✓ Serve warm with vanilla ice cream, whipped cream, or cool whip.

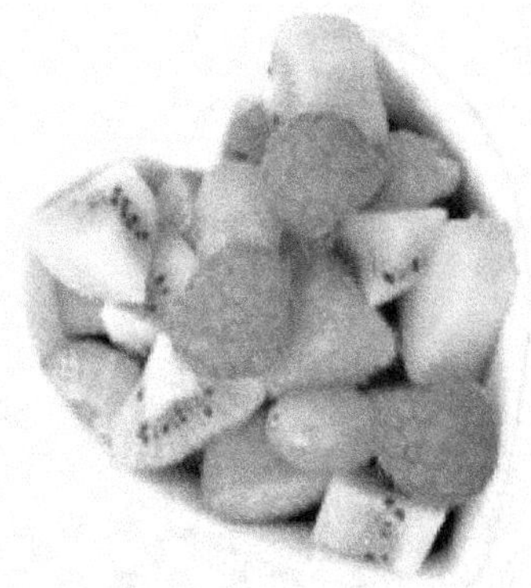

Zartbitterschokoladenfondue mit frischen Früchten

Zutaten

- ✓ 1 12-Unzen-Schachtel Schokoladenstückchen (halbsüße, dunkle oder Milchschokoladenstückchen oder vegane Schokoladenstückchen nach Bedarf).
- ✓ 1 12-Unzen- oder 160-ml-Dose Kondensmilch oder Kokos-, Mandel- oder Sojamilch (um sie vegan oder milchfrei zu machen).
- ✓ 4 Tassen geschnittenes frisches Obst wie Erdbeeren, Apfelscheiben, Ananasstangen, Kiwis, Clementinen und Bananen.

Richtung

- ✓ Schokoladenstückchen und 2/3 Tasse Kondensmilch in einem kleinen Topf vermischen.
- ✓ Auf niedrige Stufe stellen und mindestens 25 Minuten auf höchster Stufe oder bis zu 1-2 Stunden auf niedriger Stufe garen.
- ✓ Umrühren, bis die Schokolade gut vermischt ist. Je nach Bedarf mit mehr Kondensmilch verdünnen.
- ✓ Die geschmolzene Schokoladensoße neben den Früchten servieren.

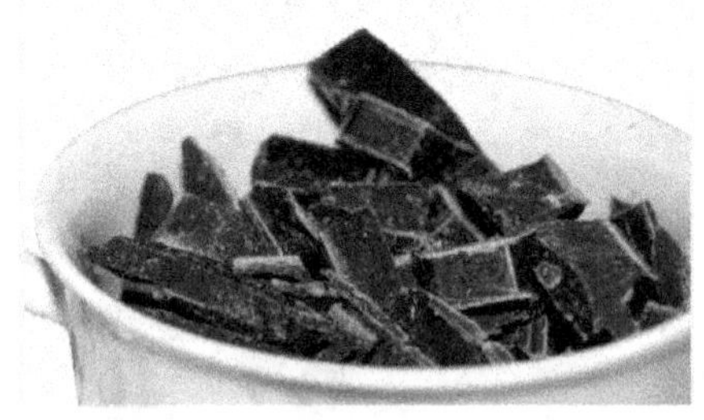

KAPITEL 7

Gesunde Tipps und Modifikationen

Anpassen von Rezepten an Ernährungspräferenzen

Denken Sie daran, dass es bei der Änderung von Rezepten für Ernährungsvorlieben darum geht, eine gewissenhafte Entscheidung zu treffen, die Ihren spezifischen Bedürfnissen und Interessen entspricht. Es ist ein kreativer Prozess, der eine breite Palette von köstlichen Kontrasten oder Variationen eines vertrauten Essens bietet. Bei der Entwicklung eines Ernährungsplans für einen älteren Erwachsenen müssen zahlreiche Faktoren berücksichtigt werden, um sicherzustellen, dass der Plan kostengünstig ist, die Lebensmittelqualität beibehält, Abwechslung bietet, einfach zuzubereiten ist und eine angemessene Ernährung liefert. Das folgende Beispiel zeigt, wie jeder Lebensmittel genießen kann, die auf seine eigenen Vorlieben und Ernährungsbedürfnisse zugeschnitten sind. Passen Sie das Rezept an und sorgen Sie für ein großartiges kulinarisches Erlebnis für jeden Teller.

Klassischer Rindfleischeintopf

Zutaten

- 3 Esslöffel Olivenöl.
- 1 EL Butter.
- 2 Pfund Eintopffleisch vom Rind.
- Grüne Bohnen (frisch oder gefroren).
- 3 Knoblauchzehen, gehackt.
- 1 mittelgroße gelbe Zwiebel, gehackt.
- 4 Tassen Rinderbrühe und 3 Tassen Rinderbrühe, nach Bedarf aufgeteilt.
- 1 Esslöffel Worcestershire-Sauce.
- 2–3 Esslöffel Tomatenmark oder gehackte Tomaten.
- 1 1/2 Esslöffel Zucker.
- 1/2 Teelöffel Paprikapulver.
- 1/2 Teelöffel feines Meersalz oder koscheres Salz.
- Frisch gemahlener schwarzer Pfeffer.
- 1 Teelöffel getrockneter oder frischer Thymian.
- 1 Teelöffel getrockneter oder frischer Rosmarin.
- 2 Karotten, grob geschnitten.
- 2 Pastinaken, in grobe Scheiben geschnitten.
- Eine winzige Rübe, grob geschnitten.
- 2 Esslöffel Allzweckmehl oder Speisestärke (optional zum Eindicken).
- Gehackte frische Petersilie zum Garnieren.

- Zu den Wurzelgemüsen gehören Kartoffeln (gelb, rot oder rostrot sind ideal), Pastinaken und Karotten.

Andere Alternativen sind Rüben, Süßkartoffeln und jede Art von Winterkürbis.

Vegetarische oder vegane Optionen

- Ersetzen Sie Rindfleisch durch ein pflanzliches Protein wie Tofu oder Seitan.

- Die Rinderbrühe durch Gemüsebrühe ersetzen.

- Erhöhen Sie Ihren Verzehr von nahrhaften Lebensmitteln wie Pilzen und Wurzelgemüse (Karotten, Rettich, Kartoffeln, Yamswurzeln, Ginseng, Sellerie, Petersilie und Meerrettich).

Kohlenhydratarme Option

- Ersetze die Kartoffeln durch Blumenkohl oder Rüben.

- Reduzieren oder eliminieren Sie die Verwendung von Wein und Tomatenmark, um den Zuckergehalt zu verringern.

Gluten-Free Option

- Stellen Sie sicher, dass die Rinderbrühe, das Tomatenmark und alle anderen verpackten Waren, die für die Zubereitung des Gerichts benötigt werden, glutenfrei sind.

- Den Eintopf mit Maisstärke oder glutenfreiem Mehl gerinnen oder andicken.

Eine herzgesunde Wahl

- Schneide das überschüssige Fett vom Fleisch ab.
- Begnügen Sie sich mit magerem Fleisch oder magerem Eiweiß.
- Erhöhen Sie die Anzahl des Gemüses und verringern Sie zusätzliche Fette.

Individueller Geschmack

- Probieren Sie verschiedene Kräuter und Gewürze aus, um den Eintopf an Ihre individuellen Geschmacksvorlieben anzupassen.
- Füge Aromen hinzu, indem du Zutaten wie Paprikapulver, Currypulver oder Kreuzkümmel verwendest.

Ernährungstipps für das Senioren-Wellness

Gesunde Ernährung fängt bei dir selbst an. Wenn Sie Ihrem Körper die richtigen Nährstoffe geben und ein gesundes Gewicht halten, können Sie aktiv und autark bleiben. Sie werden auch weniger Ressourcen beim Arzt verbrauchen. Die Definition von gesunder Ernährung variiert mit dem Alter, und mit zunehmendem Alter verlangsamt sich unser Stoffwechsel und benötigt weniger Kalorien als zuvor.

Es ist wichtig zu beachten, dass eine gute Ernährung unabhängig vom Alter notwendig ist. Durch die richtige Ernährung erhält Ihr Körper lebenswichtige Nährstoffe.

Viele Erwachsene sind sich der Bedeutung der Ernährung für ihre allgemeine Gesundheit, Langlebigkeit und ihr Glück nicht bewusst. Sie mögen ein allgemeines Verständnis davon haben, was "gesund" bedeutet, aber Wissen und Handeln sind zwei unterschiedliche Konzepte.

Wir alle wissen, dass es wichtig ist, die richtige Kalorienbilanz zu finden, um ein gesundes Gewicht im Erwachsenenalter zu halten. Ältere Erwachsene benötigen jedoch im Allgemeinen weniger Kalorien als zuvor, was auf Veränderungen des Stoffwechsels, der körperlichen Aktivität und des altersbedingten Muskelmasseverlusts zurückzuführen ist.

Die benötigten Nährstoffe müssen jedoch ausgewogen und erreichbar sein.

1. Erkenne die Bestandteile eines gesunden Tellers: Gemüse, Eiweiß, Getreide, Obst und Wasser. Das sind die Bausteine einer nahrhaften Ernährung.

2. Achte auf wichtige Nährstoffe. Der Verzehr einer Vielzahl von Lebensmitteln ermöglicht es uns, alle Nährstoffe zu erhalten, die wir benötigen. Stellen Sie sich

Ihren Teller als Regenbogen vor. Eine gesunde Mahlzeit enthält:

❖ Obst und Gemüse (wählen Sie verschiedene Sorten mit leuchtenden Farben)

❖ Brauner Reis, Vollkornbrot und Haferflocken sind Beispiele für Vollkornprodukte.

❖ Fettfreie oder fettarme Milch und Käse oder Soja- oder Reismilch mit zugesetztem Vitamin D und Kalzium.

❖ Meeresfrüchte, mageres Fleisch, Geflügel und Eier.

❖ Bohnen, Nüsse und Samen.

Wählen Sie Lebensmittel mit hohem Ballaststoffgehalt, aber wenig Natrium oder Salz. Achten Sie auf Vitamin D, das mit zunehmendem Alter ein essentielles Mineral ist.

3. Überprüfen Sie das Etikett mit den Nährwertangaben. Die gesündesten Lebensmittel sind die, die vollwertig sind.

4. Befolgen Sie die empfohlenen Portionen: Die richtige Menge an Lebensmitteln für Ihr Alter und Ihren Körpertyp zu sich zu nehmen, hilft Ihnen, ein gesundes Gewicht zu halten.

5. Wasser ist ein wichtiger Nährstoff: Mit zunehmendem Alter nimmt Ihr Durstgefühl ab, daher ist es wichtig, viel Wasser zu trinken, um hydriert zu bleiben. Bleiben Sie hydriert, indem Sie fettarme oder fettfreie Milch sowie 100 % Saft trinken. Halten Sie zucker- und salzhaltige Flüssigkeiten auf ein Minimum.

6. Planen Sie gesunde Mahlzeiten: Wenn Sie Zeit damit verbringen, einen Ernährungsplan zu erstellen, können Sie sich an Ihre gesunde Essroutine halten. Es ist einfacher,

eine gesunde Mahlzeit zuzubereiten, wenn Sie die Zutaten zur Hand haben, und es ist weniger wahrscheinlich, dass Sie sich für eine schnelle, ungesunde Option wie Fast Food oder einen salzigen Snack entscheiden.

7. Konsultieren Sie Ihren Arzt über Ihre Medikamente: Einige Medikamente können Ihr Hunger- oder Durstgefühl verändern oder die Lebensmittel, die Sie konsumieren, beeinträchtigen.

8. Bewahren Sie Ihre Lebensmittel sicher auf: Vermeiden Sie nicht pasteurisierte Milchprodukte und rohes Fleisch. Lagern und kochen Sie Lebensmittel immer richtig und entsorgen Sie Lebensmittel, die schlecht geworden sind. Lebensmittelbedingte Krankheiten können für Senioren gefährlich sein.

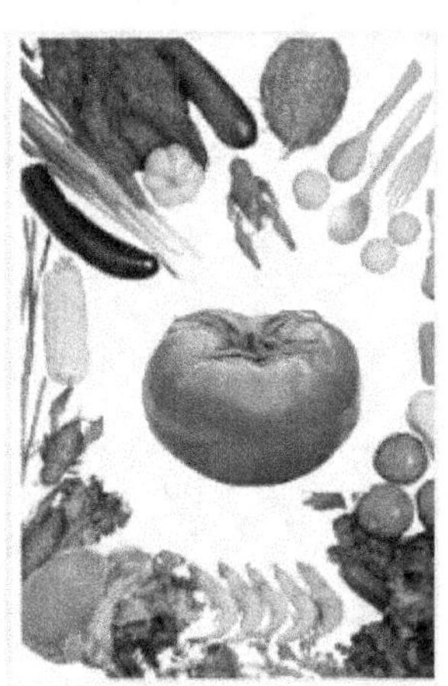

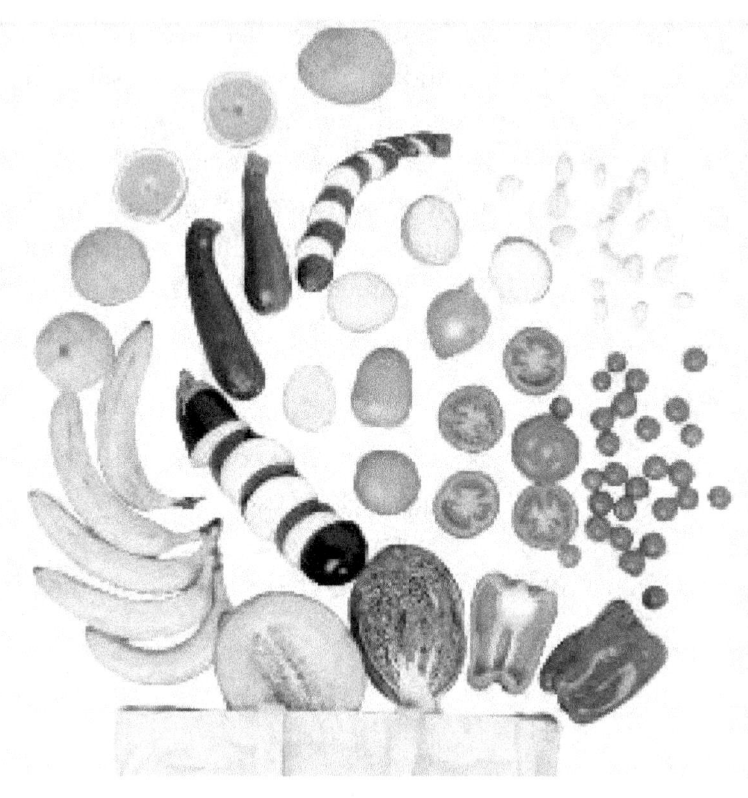

SCHLUSSFOLGERUNG

Genießen Sie die Freude am mühelosen Kochen in Ihren goldenen Jahren

Es ist großartig für Ihre Gesundheit.

Wir wissen, dass Menschen, die zu Hause kochen, eine größere Auswahl an Lebensmitteln konsumieren als diejenigen, die hauptsächlich auswärts essen. Der Vorteil einer abwechslungsreichen Ernährung in Portionen besteht darin, dass sie unsere Sinne anregt und uns dazu anregt, ein breiteres Spektrum an Nährstoffen zu uns zu nehmen.

Es kann entspannend sein.

Essen ist nicht nur lecker und nahrhaft, sondern kann auch therapeutisch sein. Kochen kann helfen, Stress abzubauen und uns ein großes Gefühl von Freude und Sinn zu geben. Wenn Sie sich die Zeit nehmen, zu Hause eine nahrhafte Mahlzeit zuzubereiten, stellen Sie außerdem Ihre Gesundheit und Ihr Wohlbefinden in den Vordergrund, verbessern Ihr Gedächtnis und stärken Ihr kulinarisches Selbstvertrauen.

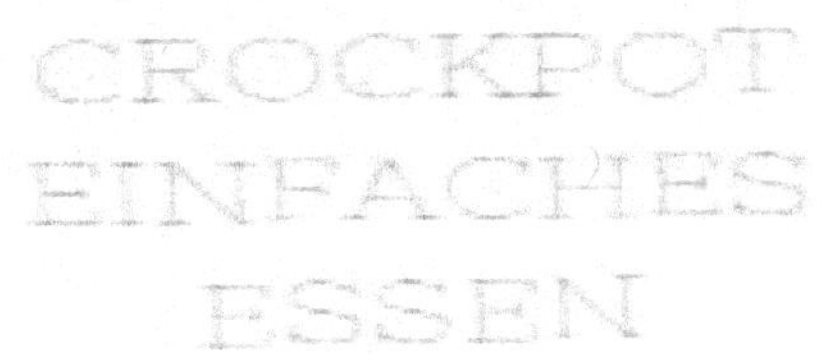

Es schafft Verbindungen.

Kochen ist in vielen Kulturen auf der ganzen Welt ein Ausdruck der Liebe. Wenn du mit oder für eine andere Person kochst, z. B. für deinen Partner, deine Familie oder Freunde, kann das deine Beziehung zu ihr stärken. Die Zusammenarbeit in der Küche, um ein Gericht zuzubereiten oder sich zu einer Mahlzeit hinzusetzen, stärkt die emotionale Bindung und verbessert die psychische Gesundheit.

Wenn du es servierst, werden sie kommen

Gibt es einen besseren Weg, um Nein zur Einsamkeit zu sagen und die richtigen Besucher willkommen zu heißen, als mit einem köstlichen hausgemachten Essen? Wenn Sie sich die Mühe machen, das Lieblingsessen eines besonderen Familienmitglieds zuzubereiten, werden Sie für ein oder zwei Abende mit seiner Gesellschaft belohnt.

Kochen kann ein reizvolles Hobby sein.
Vielleicht sind Sie neu im Kochspiel. Wenn Sie ein Anfänger in der Küche sind, gibt es keinen besseren Zeitpunkt als jetzt, um Ihrer Kreativität freien Lauf zu lassen und mit dem Kochen zu beginnen. Für manche Menschen gibt es nichts Entspannenderes, als zu beobachten, wie köstliche Gerichte aus der Küche kommen.

Es macht Spaß, Rezepte auszutauschen

Essen zu essen ist eine soziale Aktivität, und so ist es auch, darüber zu sprechen. Versammeln Sie Ihre Freunde zu einem lustigen Rezeptaustausch und sehen Sie, welche Essensideen Sie generieren können. Entdecken Sie, was Ihre Freunde zu Hause zubereiten und lernen Sie etwas Neues.

Nutze deine Kochkünste, um anderen zu helfen

Wenn Sie entdeckt haben, dass Sie ein Talent für das Kochen haben, warum nutzen Sie es nicht, um denen zu helfen, die weniger Glück haben als Sie? Sie werden sich gut fühlen, wenn Sie anderen helfen, gesund zu bleiben. Geben fühlt sich immer besser an als Nehmen. Das Kochen von Mahlzeiten mit einem Freund kann auch eine lustige soziale Aktivität sein.

Vorteile der Verwendung eines Crockpots

Billigere Fleischstücke verwenden

Langes, langsames Garen hilft, härtere Fleischstücke wie Chuck-Steaks oder geschmortes Rindfleisch zart zu machen, so dass Sie von niedrigeren Preisen profitieren können. Wenn Sie jedoch ein größeres Lebensmittelbudget haben, ist ein Slow Cooker eine ausgezeichnete Wahl für Wildbret, das extrem mager ist und bei schnellem Garen zäh werden kann.

Der Crockpot hilft Ihnen, Geld zu sparen

Crockpot verbrauchen weniger Energie als herkömmliche Backöfen, so dass Sie Geld bei Ihren Energierechnungen sparen können. Sie können auch Geld bei Ihrer Lebensmittelrechnung sparen, indem Sie billigere Fleischstücke wählen.

Kürzere Vorbereitungszeit

Du wirst weniger Zeit damit verbringen, Essen für das langsame Garen zuzubereiten, so dass du nicht stundenlang über einem Topf schuften musst. Alles, was erforderlich ist, ist die anfängliche Vorbereitung, und Ihr Schongarer erledigt den Rest, so dass Sie andere Dinge tun können, während Ihre Mahlzeit kocht.

Verbringen Sie weniger Zeit mit dem Aufräumen

Nachdem Sie mit dem Essen fertig sind, müssen Sie nicht stundenlang mehrere Töpfe und Pfannen schrubben, die in einem Slow Cooker gekocht wurden. In den meisten Fällen müssen Sie nur den Steinguttopf des Slow Cookers und ein paar Vorbereitungswerkzeuge reinigen. Tatsächlich ist der Schongartopf oft spülmaschinenfest, was die Reinigungszeit noch weiter verkürzt.

Geringere Verbrennungsgefahr

Crockpot arbeiten bei deutlich niedrigeren Temperaturen als herkömmliche Öfen. Dies verringert die Wahrscheinlichkeit, dass Lebensmittel anbrennen und am Boden des Topfes kleben, sodass Sie vermeiden können, den Topf vor der Reinigung über einen längeren Zeitraum einzuweichen. Wenn du dir Sorgen machst, dass Lebensmittel kleben bleiben, kannst du den Boden des Topfes immer mit etwas Öl bestreichen, bevor du die Zutaten hinzufügst, um die Wahrscheinlichkeit eines weiteren Anhaftens zu verringern.

Platz für großes Kochen

Es ist ideal für große Zusammenkünfte oder Mahlzeiten zu besonderen Anlässen. Sie können den Crockpot verwenden, um Ihr Hauptgericht, eine der Beilagen oder eine Vorspeise zuzubereiten.

Geringere Hitze in der Küche

Ein Crockpot erzeugt viel weniger Hitze als ein Standardofen, so dass er Ihre Küche nicht auf die gleiche Weise aufheizt.

Verbessern Sie den Geschmack von Lebensmitteln

Der Crockpot hilft wirklich, den Geschmack von Lebensmitteln hervorzuheben. Gekochte Lebensmittel schmecken besser als gekochte Lebensmittel, da sie mehr von den natürlichen Säften und Aromen der Lebensmittel enthalten.

Saucen und Eintöpfe schmecken reichhaltiger und tiefer, und Sie können ganz einfach Kräuter, Gewürze und andere Aromen in Ihr Gericht integrieren.

Das Abendessen ist fertig, wann immer Sie sind

Alles, was Sie morgens tun müssen, sind 10-15 Minuten Essenszubereitung, und der Slow Cooker hält das Abendessen für Sie bereit, wenn Sie von der Arbeit nach Hause kommen.

Perfekt für geschäftige Haushalte

Wenn Sie einen geschäftigen Haushalt haben, ist Ihnen wahrscheinlich aufgefallen, dass die Menschen nicht immer zur gleichen Zeit essen wollen. Stellen Sie den Slow Cooker einfach auf niedrig oder warm, um die restlichen Zutaten bis zur Verwendung warm zu halten.

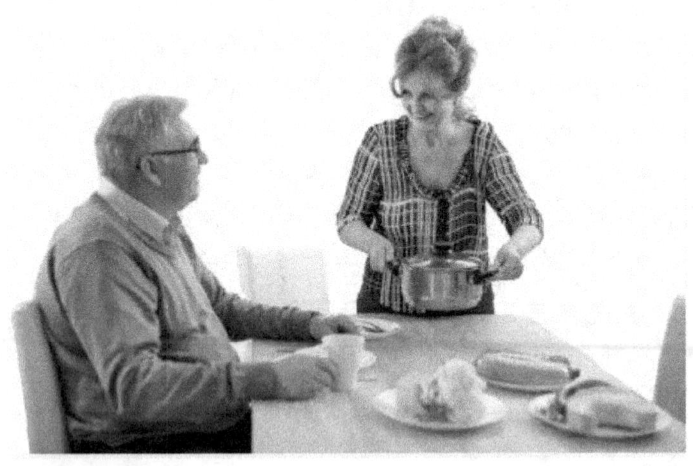

Ein flexibles Küchengerät

Crockpot kann nicht nur für Eintöpfe und Suppen verwendet werden. Sie können es auch verwenden, um Kartoffelpüree oder gebackene Kartoffeln zu kochen, Hot Dogs aufzuwärmen, Brot zu backen und Fudge zuzubereiten.

Ökonomisch

Der Topf ist kostengünstig im Betrieb. Eine langfristig niedrige Wattzahl ist kostengünstiger als eine kurzfristig hohe Wattzahl.

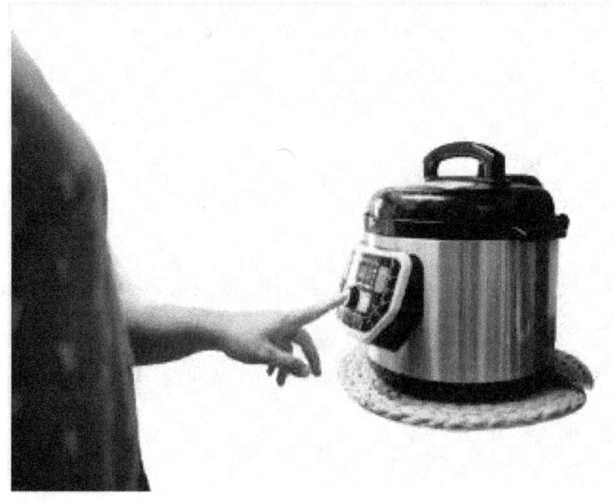

ANHANG

Umrechnungstabellen

Umrechnungen von Küchenmessungen

1 flüssige Unze entspricht 2 Esslöffeln.

1 Tasse entspricht 8 flüssigen Unzen.

Ein Pint entspricht zwei Tassen oder 16 flüssigen Unzen.

Ein Liter entspricht zwei Pints oder 32 flüssigen Unzen.

Eine Gallone entspricht vier Litern oder 128 flüssigen Unzen.

Umrechnungen von Flüssigkeitsmessungen

1 flüssige Unze = 2 Esslöffel.

8 flüssige Unzen = 1/2 Pint = 1 Tasse Entspricht 1/4 Quart = 1/16 Gallone.

16 flüssige Unzen = 1 Pint = 2 Tassen = 1/2 Quart = 1/8 Gallone.

32 flüssige Unzen = 2 Pints, 4 Tassen, 1 Liter oder 1/4 Gallone.

128 flüssige Unzen = 8 Punkte = 16 Tassen = 4 Liter = eine Gallone.

Umrechnungen von Trockenmessungen

- 1/16 Tasse = 1 Esslöffel = 3 Teelöffel.
- 1/4 Tasse oder 4 Esslöffel = 12 Teelöffel

- 1/3 Tasse = 5 Esslöffel + 1 Teelöffel = 15 Teelöffel.
- 1/2 Tasse = 8 Esslöffel oder 24 Teelöffel
- 1 Tasse = 16 Esslöffel = 48 Teelöffel.

Abkürzungen für Kochmessungen

Sowohl Großküchen als auch Hobbyköche verwenden eine Reihe von Abkürzungen für Kochmessungen, von denen einige leicht falsch interpretiert werden können. Die Verwechslung eines Esslöffels mit einem Teelöffel kann schnell ganze Rezepte zerstören, daher ist das Erlernen dieser Abkürzungen unerlässlich. Wir haben eine Liste mit allen gängigen Abkürzungen für Kochmaße zusammengestellt, die Ihnen in der Küche begegnen können.

Das imperiale System

Teelöffel = t, tsp.

Esslöffel: T, TB oder EL

Becher gleich C oder c

Pint gleich pt

Quart ist gleich qt.

Gallone ist gleich Gal.

Unze ist gleich Unze.

Flüssige Unze entspricht fl oz.

Pfund gleich Pfund.

Metrisches System

Zu den Maßeinheiten gehören Milliliter (ml), Liter (L), Gramm (g) und Kilogramm gleich kg.